# BEI GRIN MACHT SICH IHR WISSEN BEZAHLT

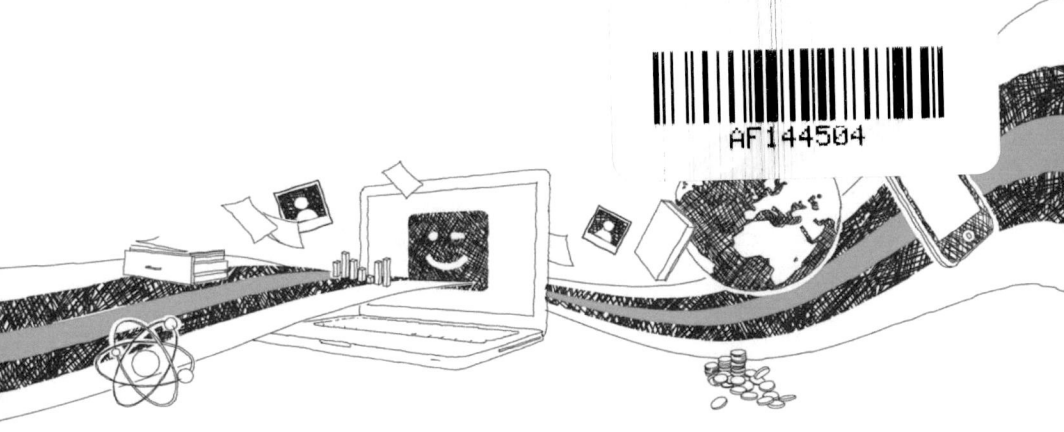

- Wir veröffentlichen Ihre Hausarbeit,
  Bachelor- und Masterarbeit

- Ihr eigenes eBook und Buch -
  weltweit in allen wichtigen Shops

- Verdienen Sie an jedem Verkauf

## Jetzt bei www.GRIN.com hochladen und kostenlos publizieren

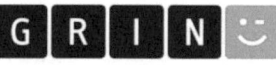

**Bibliografische Information der Deutschen Nationalbibliothek:**

Die Deutsche Bibliothek verzeichnet diese Publikation in der Deutschen National-
bibliografie; detaillierte bibliografische Daten sind im Internet über http://dnb.d-
nb.de/ abrufbar.

**Impressum:**

Copyright © 1999 GRIN Verlag, Open Publishing GmbH
Druck und Bindung: Books on Demand GmbH, Norderstedt Germany
ISBN: 9783640608140

Eric Hempel

# Konzept zum Aufbau einer Palliativstation

GRIN Verlag

# Konzept

## zum Aufbau einer
## PALLIATIVSTATION

an der Klinik für Neurochirurgische

und Neurologische Rehabilitation

Klinik Leezen am Schweriner See

November 1999

# Inhalt

# Palliativmedizinische Versorgung

## *Begriffe, Inhalte*

Obwohl die Palliativmedizin in Deutschland schon seit Anfang der 80er Jahre praktiziert wird, ist sie hierzulande weitestgehend unbekannt. Diese Aussage trifft auf Fach- und Laienkreise gleichermaßen zu.[1] Trotzdem sind in den 90er Jahren enorme Fortschritte auf dem Gebiet der Behandlung und Lehre von Patienten mit einer nicht heilbaren, weit fortgeschrittenen Erkrankung und begrenzter Lebenserwartung, also im Bereich der Palliativmedizin, erreicht worden. Ziel der Palliativmedizin ist das Erhalten bzw. Erreichen der bestmöglichen Lebensqualität bei Patienten mit inkurablen Krankheiten.[2] Dabei handelt es sich meistens um Tumorerkrankungen, AIDS und verschiedene neurologische Krankheitsbilder.

Häufig werden Palliativtherapie und Palliativmedizin verwechselt. Die Gemeinsamkeit besteht darin, daß kein kurativer Ansatz mehr besteht und als Ziel die Verbesserung der Lebensqualität stehen sollte. Die Palliativtherapie nimmt durch Operation, Chemo-, Hormon-, Strahlen- oder sonstige Therapie Einfluß auf die unheilbare Erkrankung. Als Ziel wird neben Symptomkontrolle und Verbesserung der Lebensqualität auch eine Lebensverlängerung angesehen. Die Palliativmedizin schließt die Möglichkeiten der Palliativtherapie nicht aus. Voraussetzung ist aber, daß diese Maßnahmen sich an der Möglichkeit orientieren müssen, die Lebensqualität des Patienten zu verbessern. Der Schwerpunkt der palliativmedizinischen Arbeit liegt auf der Linderung von Leiden und der Symptomkontrolle, insbesondere der Schmerztherapie. In der Regel wird dabei die zugrundeliegende Erkrankung nicht beeinflußt. Lebensqualität geht also vor Lebensverlängerung.[3]

## *Bedarf an Palliativmedizin*

Der gegenwärtige Versorgungsstand und die daraus sich ableitende Bedarfsermittlung für palliativmedizinische Behandlung in Deutschland lassen sich am ehesten anhand der Fakten für Tumorerkrankungen darstellen. Bei 330.000 Menschen wird pro Jahr die Diagnose eines malignen Tumorleidens gestellt. Ungefähr 220.000 Menschen sterben in einem Jahr an den Folgen ihrer Tumorerkrankung. Das sind 25% aller Sterbenden und $2/3$ der Tumorpatienten![4] Die globalen Heilungsaussichten für Krebs konnten bisher, trotz massiver Investitionen, nicht verbessert werden. Steigende Lebenserwartung, Geburtenrückgang und Zunahme der Single-Haushalte deuten auf zu erwartende Erschwernisse bei der Versorgung Schwerst- und unheilbar Kranker hin.[5] Mit einem Anstieg der Krebs-Inzidenz von 30-40% wird in den kommenden Jahren gerechnet.[6] Die Forderung nach Legalisierung der aktiven Sterbehilfe wird auch in Deutschland zunehmend geäußert. Palliativmedizin ist aktive Lebenshilfe und damit die einzige überzeugende Alternative zur Euthanasie. Es müssen also, trotz begrenzter Ressourcen im Gesundheitswesen, Mittel auch für Verhinderung und Beseitigung von Leiden zur Verfügung gestellt werden, nicht nur für die Prävention, Früherkennung und Heilung der Grunderkrankung.

In Großbrittanien, dem Mutterland der modernen Palliativmedizin, boten im Januar 1999 genau 236 stationäre Einrichtungen insgesamt 3342 Betten für diesen Zweck an. Dies entspricht, regional unterschiedlich, einer Relation von 15-45 Palliativbetten pro 1 Millionen Einwohner. Den

Empfehlungen der BOFOS-Studie zufolge liegt der Bettenbedarf in Deutschland bei ebenfalls 50 Palliativbetten je 1 Millionen Einwohner.[7]

## *Organisatorische Möglichkeiten der Umsetzung einer palliativen Medizin*

Die Palliativmedizin ist eng mit der Hospizbewegung verbunden. Deshalb darf eine palliative Medizin nicht ausschließlich im Kontext mit Palliativstationen gesehen werden. Absolute Priorität hat die Gewährleistung einer ambulanten Patientenversorgung. Palliativmedizin muß also in erster Linie vom jeweiligen Hausarzt praktiziert werden. Erst wenn das nicht oder nicht mehr ausreichend möglich ist, sind spezielle Dienste erforderlich. Diese können ambulant, konsiliarisch, halbstationär, stationär, kombiniert oder im Wechsel tätig werden.[8] Im ambulanten Bereich sollen die Hausärzte und Gemeindeschwestern durch spezialisierte Hausbetreuungs- und ambulante Hospizdienste unterstützt werden. Das Bindeglied zu den stationären Einrichtungen stellen theoretisch die Tageshospize dar. Im stationären Bereich müssen Hospize und Palliativstationen die Patientenversorgung übernehmen. Palliativstationen kommt dabei die Funktion von Kristallisationspunkten mit Multiplikatorenwirkung zu. Das erstrebenswerte Niveau einer palliativmedizinischen Patientenversorgung stellen sogenannte Palliativzentren dar. Sie sollen über folgende Angebote verfügen:

- Hausbetreuungsdienst
- Tagesklinik
- Konsiliardienste für Hausärzte und allgemeine Krankenhausstationen
- Palliativstation
- Aus-, Fort- und Weiterbildungsangebote
- Unterstützung in der Trauerarbeit
- Forschungsvorhaben an universitär angebundenen Einrichtungen

Es gibt eine Vielzahl von Gründen, warum Palliativstationen in Kliniken eingerichtet werden sollten:[9]

- Die meisten Menschen sterben in Krankenhäusern.
- Die vielfältigen und schwerwiegenden medizinischen Probleme Sterbender erfordern eine hohe medizinisch-fachliche Kompetenz in der Behandlung. Diese ist strukturbedingt in Krankenhäusern und Kliniken angesiedelt.
- Da die Terminalphase vieler nicht maligner Erkrankungen schwer voraussagbar ist, können Hospize nur in den seltensten Fällen Patienten ohne Tumorerkrankungen oder AIDS aufnehmen.
- Auch mit den Weiterbildungsangeboten müssen diejenigen erreicht werden, die sich in ihrem Arbeitsalltag am häufigsten mit dem Sterben und den Problemen Sterbender auseinandersetzen müssen, den Ärzten, Schwestern Seelsorgern und Physiotherapeuten in Kliniken.

## *Gegenwärtiger Stand der palliativmedizinischen Versorgung*

Mit der Eröffnung des ersten Hospizes 1967 in London und der ersten Palliativstation 1975 in Montreal begann die Geschichte der modernen, stationären Palliativmedizin. In Deutschland wurde 1983 in Köln die erste Palliativstation eröffnet. Im April 1999 gab es 50 Palliativstationen mit insgesamt 418 Betten. Die durchschnittliche Größe der Einrichtungen lag bei 8,4 Betten. Die ermittelte Bettenzahl pro 1 Millionen Einwohner betrug 5,1. Insgesamt wurden 1998 in 44 stationären Einrichtungen 6970 Patienten behandelt. Nur annähernd 40% von ihnen starben im letzten Jahr auf den Stationen.[10]

Nach der genannten Untersuchung zufolge lag im Bundesland Mecklenburg-Vorpommern im Januar 1999 die Kapazität an Palliativbetten bei 5,5 pro 1 Millionen Einwohner. Es existierte eine Palliativstation mit 10 Betten. Allein diese Einrichtung an der Palliativabteilung des Klinikums Neubrandenburg verkörpert den derzeitigen Stand und Stellenwert der Palliativmedizin im gesamten Bundesland. Ihr ist ein ambulanter Hospizdienst, nicht aber eine Schmerzambulanz oder eine Tagesklinik angegliedert. Das Hospiz am Klinikum Südstadt Rostock, ebenfalls ohne Angliederung an eine Schmerzambulanz, und der Antrag für eine zukünftige Palliativstation im Rahmen der Krebsschmerz-Initiative Mecklenburg-Vorpommern an der Schmerzambulanz der Ernst-Moritz-Arndt-Universität Greifswald verstärken die Bemühungen im Bundesland. Derzeit existiert keine entsprechende Einrichtung für den westlichen Bereich Mecklenburg-Vorpommerns mit der Landeshauptstadt Schwerin.

## Aufgaben und Organisation einer Palliativstation

Palliativstationen sind eigenständige, an ein Krankenhaus oder eine Klinik angebundene bzw. integrierte Stationen. Aufgenommen werden Patienten mit inkurablen, fortgeschrittenen Erkrankungen und Symptomen, die einer qualifizierten Krankenhausbehandlung bedürfen.

### *Aufgaben*

Hauptaufgabe der Tätigkeit von Palliativstationen ist eine exzellente Schmerz- und Symptomkontrolle. Für die Umsetzung eines ganzheitlichen Therapieansatzes mit möglichst rascher Schmerz- und Symptomlinderung ist eine kompetente ärztliche und pflegerische Behandlung erforderlich. Gleichzeitig muß eine enge Zusammenarbeit mit Psychologen, Physiotherapeuten, Seelsorgern, Sozialarbeitern und anderen Berufsgruppen erfolgen. Die Entlassung des Patienten in die häusliche Umgebung wird beabsichtigt.

### *Strukturelle Voraussetzungen*

Die Qualität des Ergebnisses einer medizinischen Behandlung hängt von der jeweiligen Struktur- und Prozeßqualität des medizinischen Versorgungssystems ab. Der medizinische Fortschritt und die von der Gesellschaft zur Verfügung gestellten Ressourcen prägen die Qualitätsstandards.[11] Somit stellen bestimmte personelle, apparativ-technische, räumliche und organisatorische Voraussetzungen die Grundlagen für eine qualifizierte Patientenbehandlung dar.

### Personelle Voraussetzungen

Die besonderen Aufgaben und Bedingungen einer Palliativstation verlangen hohe qualitative und quantitative Voraussetzungen im Personalbereich. So muß die ärztliche Präsenz über 24 Stunden sichergestellt sein. Für 5-10 Betten ist eine Arztstelle zu sichern. Im Krankenpflegebereich muß ein Stellenplan von 1,4 Pflegekräften pro Patient gewährleistet werden. Das interdisziplinäre Team wird durch Physiotherapeuten, Sozialarbeiter, Psychologe oder Seelsorger ergänzt. Die Unterstützung durch Angehörige und Freiwillige kommt hinzu.

Fachliche und menschliche Qualifikation aller Mitglieder des Palliativteams sind besonders hoch anzusiedeln. Insbesondere reichhaltige Erfahrungen in der Tumorschmerztherapie, kommunikative

Eigenschaften, menschliche Reife, ethische Festigkeit, die Fähigkeit zu Anleitung, Supervision und Unterricht werden gefordert. Die Möglichkeit, medizinisches Fachpersonal der verschiedenen Fachrichtungen intensiv in die Patientenbetreuung einzubeziehen, wird vorausgesetzt. Die Anbindung einer Palliativstation an eine Schmerzambulanz zeigt ideale Bedingungen für beider erfolgreiche Tätigkeit (Beispiele: Bonn, Köln, Unna, Kempten, Remagen, Wesel, Trier, Berlin, Leipzig etc.).

## Räumliche Voraussetzungen

Die Anzahl, Größe, Anordnung, Lage und Anbindung der Räumlichkeiten einer Palliativstation geben einerseits Auskunft über die Wertigkeit der Palliativmedizin im Gesamtkonzept einer Behandlungseinrichtung. Andererseits haben sie Einfluß auf Patientenzuspruch, -compliance und somit direkt auf den Behandlungserfolg und die Patientenverweildauer.

Konkrete Anforderungen, neben den üblichen Räumlichkeiten für Personal und Material auf einer kleinen Bettenstation, sind großzügige Ein- und Zwei-Personen-Zimmer mit Rollstuhleignung und ein Wohn- bzw. Aufenthaltsbereich für Patienten, Angehörige, Pflegepersonal und freiwillige Helfer.

## Materielle Voraussetzungen

Die Ausstattung einer Palliativstation unterscheidet sich nicht wesentlich von der einer modern konzipierten, allgemeinen Krankenpflegestation. Sie ist in die Bereiche medizinische Versorgung, Patientenverwaltung, Wissenschafts- und Informationstätigkeit zu unterteilen. Hinzu kommt die, auch seitens der Ausstattung hervorgehobene, besondere Bedeutung des Wohn- und Aufenthaltsbereiches als kommunikatives Zentrum.

Die Ausstattung mit medizinischen Geräten und Verbrauchsmaterialien erfolgt angepaßt an das Spektrum der möglichen und durchgeführten Behandlungsverfahren. Voraussetzungen seitens medizinisch-technischer Geräte sind nur bedingt notwendig. Sie beschränken sich auf Geräte für eventuelle invasive Schmerzausschaltungsverfahren und für die Pflege der Patienten.

Die Möblierung der Räumlichkeiten muß sowohl in puncto Wohnlichkeit als auch in Bezug auf Beanspruchbarkeit den besonderen Umständen einer Station für unheilbar Erkrankte mit absehbarer Lebenserwartung, häufig Tumorpatienten, Rechnung tragen.

Die Ausstattung der Patientenverwaltung sollte hinsichtlich EDV den Anforderungen an modernes Datenmanagement entsprechen.

# Einrichtung einer Palliativstation an der Klinik Leezen

## *Strukturelle Situation in Leezen*

Die Klinik für Neurochirurgische und Neurologische Rehabilitation in Leezen bei Schwerin bietet hinsichtlich der bestehender medizinisch-fachlichen Struktur für Diagnose- und Therapiemöglichkeiten, der vorhandenen Verwaltungsstruktur einer wirtschaftlich geführten Klinik, der bautechnischen Gegebenheiten und der geographischen Lage günstige Voraussetzungen für die

Integration einer Palliativstaion. Besondere Bedeutung käme der Kooperation mit einer angedachten Schmerzambulanz an der gleichen Klinik zu.

## Personal

Grundsätzlich gilt: bei allen Mitarbeitern einer Palliativstation muß der Gemeinschaftsgedanke absolut im Vordergrund stehen. Gleichzeitig wird von allen Mitarbeitern einer Palliativstation eine gewisse Selbstverständlichkeit in Lehrtätigkeiten erwartet.

Als ärztlicher Leiter der Palliativstation sollte ein Facharzt fungieren, der durch seine bisherige Tätigkeit über einen Erfahrungsschatz im Bereich der Schmerztherapie, insbesondere der Tumorschmerztherapie, und im Umgang mit den Themen Sterben, Tod und Trauer verfügt.

Dem Pflegepersonal kommt in der allgemeinen Patientenbetreuung die Hauptfunktion eines Helfenden, Vermittelnden und Lehrenden zu. Es muß neben einschlägiger pflegerischer Kenntnisse zusätzliches Wissen über Schmerztherapie, Symptomkontrolle und den Umgang mit Sterbenden besitzen.

Ein Psychologe oder Seelsorger, ein Physiotherapeut und ein besonders für die Belange der Palliativmedizin geschulter Sozialarbeiter bilden die weiteren Mitglieder Betreuungsteams.

Durch die Präsenz verschiedener, für die palliative Medizin und Schmerztherapie wichtiger Fachrichtungen und Abteilungen in der Leezener Klinik sind vielfältige Kooperationen möglich:

- Fachärzte für Neurologie, Psychiatrie, Innere Medizin (Endokrinologie, Kardiologie), Radiologie, Orthopädie/Physikalische Medizin, Anästhesiologie;
- Abteilungen für Neurophysiologie, Neuropsychologie, Physiotherapie, Krankengymnastik, Ergotherapie, Radiologische Diagnostik, Intensivmedizin, Funktionsdiagnostik mit Labor;
- Psychologen;
- konsiliarische Anbindung an weitere Fachrichtungen (z. B. Chirurgie, HNO etc.).

## Räumlichkeiten

Eine Palliativstation sollte sich aus mindestens 1-2 ausreichend großen 2-Bett-Zimmern und 2-3 großen 1-Bett-Zimmern aufbauen. Ein großer Gemeinschaftsraum, unterteilt in Bereiche ähnlich einem Eß- und einem Wohnzimmer, sollte das Herzstück der Station darstellen. Ausreichende Lagermöglichkeiten für Verbrauchsmaterialien sollten patientennah existieren.

Der Dienst- und Aufenthaltsraum des Personals muß die Möglichkeit zur ungestörten Kommunikation bieten. Das Arztzimmer sollte eine gelungene Mischung aus Büro und Untersuchungsraum sein.

Für die Durchführung von Teambesprechungen, Weiterbildungsveranstaltungen, Schmerzkonferenzen und weiterführenden therapeutischen Interventionen ist die Nutzung vorhandener Räumlichkeiten der Klinik vorgesehen.

Die medizinischen Behandlungsräume sind in der Klinik Leezen alle mit Rollstuhl erreichbar. Die Anfahrt ist auch für schwer Gehbehinderte problemlos möglich. Parkplätze stehen vor der Klinik zur Verfügung.

Die Klinik Leezen bietet außerdem verschiedene weitere Nutzungsmöglichkeiten von vorhandenen Räumlichkeiten: Übungs- und Behandlungsräume der Physio-, Ergo- und Musiktherapie sowie der Krankengymnastik; Notfallraum der Intensivtherapie; Bibliothek; Wirtschafts- und Lagerräume etc..

## Materialien

Sämtliche benötigten medizinischen und nicht-medizinischen Verbrauchsmaterialien sowie alle Medikamente sind über die Verwaltung der Klinik erhältlich. Dabei wird ein Großteil der Materialien zentral und zu den günstigen Bedingungen eines Großabnehmers bezogen.

Die Gerätschaften zum Monitoring bei invasiven Therapien sind in der Klinik vorhanden und können genutzt werden. Ein umfangreiches Notfall-Equipment für Reanimationen ist auf einer Palliativstation ebenso wenig notwendig wie stationäre Absaug- und $O_2$-Anlagen. Eine transportable Absaug- und $O_2$-Insufflationseinheit sollte allerdings vorhanden sein. Die Möglichkeit des großzügigen Einsatzes von Spritzenpumpen für die häufig notwendige, parenterale Zufuhr notwendiger Medikamente, z. B. Analgetika, muß bedacht werden.

Die Ausstattung mit EDV-Technik erfolgt äquivalent zur bereits vorhandenen Struktur.

## *Vorteile der Klinik Leezen*

Mit der Einrichtung einer Palliativstation in der Klinik Leezen ist die Möglichkeit gegeben, eine weitere multidisziplinär zu betreibende Behandlungseinheit harmonisch in das Gesamtkonzept der Klinik zu integrieren. Durch die Möglichkeit der Nutzung vorhandener Organisationsstruktur und der Erfahrungen bei der Behandlung des bisherigen Patientengutes kann eine qualitativ hochwertige medizinische Betreuung der entsprechenden Patienten erreicht werden. Der enge Mitarbeit von Vertretern der verschiedenen Fachrichtungen bietet ebenfalls günstige Voraussetzungen dafür.

Gleichzeitig könnte hiermit ein neuer Informations- und Kooperationspartner für alle palliativmedizinisch interessierten Ärzte der Region geschaffen werden. Der Bedarf hierfür bei niedergelassenen, praktischen Ärzten ist erfahrungsgemäß sehr hoch. Dies könnte die geeignete Ergänzung und Unterstützung zu der von der Universität in Greifswald aus organisierten Tumorschmerzinitiative Mecklenburg-Vorpommern sein. Eventuell bestehende Ängste von Niedergelassenen, ambulanten Pflegediensten, anderen Krankenhäusern und etablierten Hospizen sind ebenfalls unberechtigt. Es soll keine Einrichtung entstehen, welche die alltägliche Betreuung von sterbenskranken Patienten oder die Sterbebegleitung in eine Klinik integriert. Es soll keine sogenannte Sterbestation entstehen!

Ziel ist es, kritische Situationen im Bereich der Schmerztherapie und Symptomkontrolle bei diesen Patienten durch eine kurzzeitige, spezialisierte, stationäre Intervention effektiv zu rekompensieren. Die Patienten werden auf ein geeignetes Therapieregime eingestellt, welches nach einer gewissen Zeit durch Hausärzte, niedergelassene Therapeuten und Pflegedienste fortgeführt werden kann. Vorhaben ist es auf alle Fälle, eine Entlassung des Patienten in das häusliche Milieu, in die familiäre Betreuung zu erreichen.

Die landschaftliche Lage der Klinik Leezen und die Nähe zur Landeshauptstadt Schwerin bieten Vorteile für diesen Standort. Infrastrukturelle und günstige verkehrstechnische Anbindungen sind vorhanden.

Eine enge Zusammenarbeitmit dem Schweriner Hospizverein e. V. ist unverzichtbar.

Eine weitere Profilierung der Leezener Klinik bedeutet auch die Stabilisierung der Klinik als wichtigen Arbeitgeber in der Region.

[1] Deutsche Hospizstiftung (1997) Pressemitteilung 6/97

[2] Klaschik E., Nauck F., Kern M. (1998) Palliativmedizin. Z. ärztl. Fortbild. Qual.sich. 92: 53-56

[3] Doyle D. (1994) Standards und Ausbildung in der Palliativmedizin. In: Klaschik E., Nauck F. (Hrsg.): Palliativmedizin Heute. Springer, Berlin

[4] Klaschik E. (1999) Palliativmedizin – eine Notwendigkeit. Hessisches Ärzteblatt (60) 6/1999: 179-183

[5] Beardsley T. A. (1994) A war not won. Trends in cancer epidemiology. Sci. Am 270: 130-138

[6] Egeland A., Haldorsen T., Tretli S., Hakulinen T., Hörte L. G., Luostarinen T. (1993) Prediction of cancer incidence in the Nordic countries up the years 2000 and 2010. APMIS 101 (Suppl. 38)

[7] BOSOFO (1995) Einrichtung on Palliativeinheiten in Krankenhäusern, Endbericht. Institut für Sozialmedizin. Forschung, Bochum (Zusammenfassung durch das Bundesministerium für Gesundheit)

[8] Pichlmaier H. (1998) Palliativmedizin. Deutsches Ärzteblatt 95, Heft 33: A-1964-1965

[9] Klaschik E., Husebö S. (1997) Palliativmedizin. Anaesthesist 46: 177-185

[10] Sabatowski R., Radbruch L., Loick G., Nauck F., Hörmann E. (1999) Palliativstationen in Deutschland. Der Schmerz 13 [Suppl 1]: 85

[11] Hempel, E., Mühlnickel, B.: Zur Problematik der Einführung qualitätssichernder Maßnahmen im Fachgebiet Anaesthesiologie in Sachsen-Anhalt. Ärzteblatt Sachsen-Anhalt 9 (1998), S. 47-49

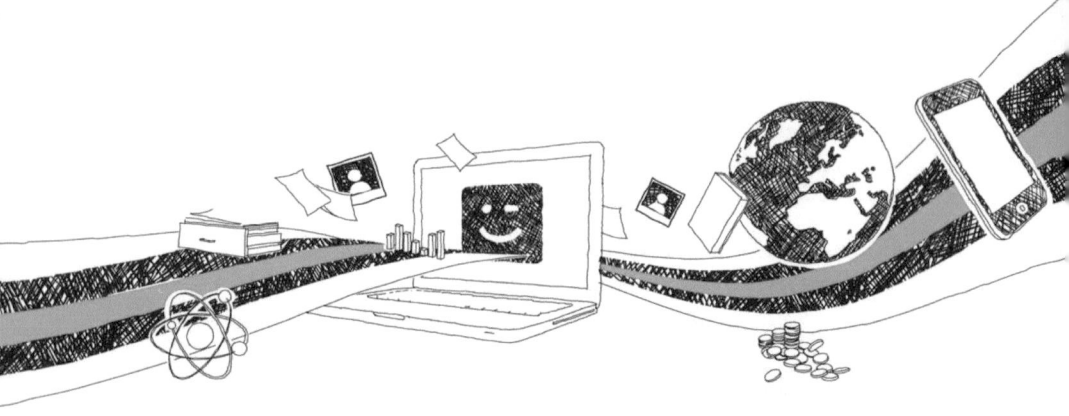
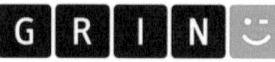